CONTRIBUTION A L'ÉTUDE

DE

L'ANÉMIE EN ESPAGNE

ET EN PORTUGAL

PAR

Raoul BRAVAIS,

Chimiste,

Lauréat de l'École de Médecine et de Pharmacie,

Lauréat de l'École supérieure des Sciences et Lettres,

Membre de la Société des Amis des sciences naturelles de Rouen, etc.,

Membre de la Société française d'Hygiène (Section de Chimie), etc.

PARIS

V. ADRIEN DELAHAYE ET Cᵉ LIBRAIRES-EDITEURS

PLACE DE L'ÉCOLE-DE-MÉDECINE

1879

CONTRIBUTION A L'ÉTUDE

DE

L'ANÉMIE EN ESPAGNE

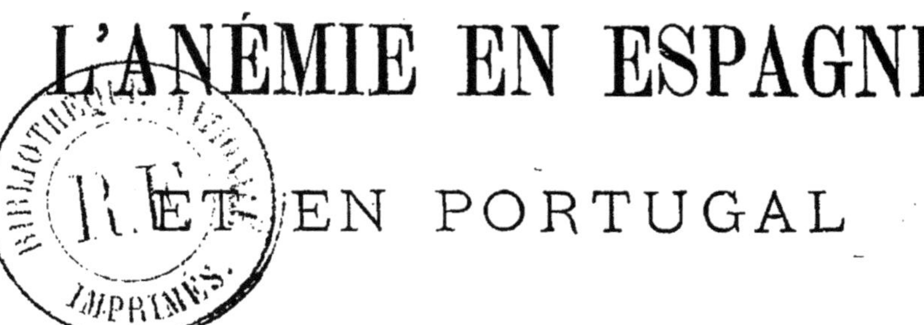

ET EN PORTUGAL

PAR

Raoul BRAVAIS,

Chimiste,
Lauréat de l'École de Médecine et de Pharmacie,
Lauréat de l'École supérieure des Sciences et Lettres,
Membre de la Société des Amis des sciences naturelles de Rouen, etc.,
Membre de la Société française d'Hygiène (Section de Chimie), etc.

PARIS

V. ADRIEN DELAHAYE ET Cᵉ LIBRAIRES-EDITEURS

PLACE DE L'ÉCOLE-DE-MÉDECINE

—

1879

CONTRIBUTION A L'ÉTUDE

DE

L'ANÉMIE EN ESPAGNE

ET EN PORTUGAL

ÉTIOLOGIE — THÉRAPEUTIQUE

CONSIDÉRATIONS GÉNÉRALES.

Les études et les recherches expérimentales que je poursuis depuis plusieurs années sur LE FER, au double point de vue chimique et pharmaceutique, m'ont conduit à recueillir, dans les pays de Race Latine, un nombre considérable de documents sur les affections morbides qui ressortent des indications rationnelles et immédiates de ce précieux agent thérapeutique.

L'anémie m'a toujours paru constituer le vrai type des modalités pathologiques qui s'offrent à l'observation clinique, avec leurs dénominations variées, de *chlorose*, de *pâles couleurs*, d'*anémie des mineurs*, d'*anémie professionnelle*, d'*anémie suite de convalescence*, d'*anémie palustre*, de *malaria urbana*.

Pour la grande majorité des praticiens, loin d'être simplement un SYMPTÔME d'affections souvent disparates, l'anémie forme une ENTITÉ MORBIDE DISTINCTE, *sui generis*.

Elle est nettement caractérisée, non pas par une diminution absolue de la masse du sang, comme le ferait croire la définition de Littré « *l'anémie est l'état opposé à la pléthore,* » mais par l'abaissement des globules de ce liquide vital, à un nombre proportionnel, plus ou moins inférieur à leur nombre normal.

Les recherches d'Andral et de Gavarret, celles plus récentes de Hayem, ne laissent aucun doute à cet égard.

Quant aux symptômes de la maladie, ils sont nettement représentés par la décoloration des tissus, et l'affaiblissement des fonctions organiques.

L'année dernière, dans une brochure que le public médical s'est empressé d'accueillir avec beaucoup de bienveillance (ce dont je lui serai toujours très-reconnaissant), j'ai traité, avec quelques détails, un chapitre spécial de cette vaste enquête ; L'ANÉMIE PALUSTRE EN ITALIE (1).

A une époque où la statistique et la démographie démontrent des faits incontestables de mortalité excessive et de dépopulation, à une époque où les grands travaux publics d'assainissement et de salubrité s'imposent comme une nécessité inéluctable, pour relever le niveau de la santé générale dans les villes et dans les campagnes, il m'avait paru utile de mettre en relief l'influence de l'un de ces facteurs de destruction, l'Impaludisme, avec les fièvres intermittentes qu'elle engendre, avec les engorgements spléniques et les détériorations organiques qui en forment l'inséparable cortége.

---

(1) Contribution à l'étude de l'ANÉMIE PALUSTRE EN ITALIE.

- Des moyens hygiéniques et thérapeutiques à employer ponr combattre les anémies dans les pays chauds, principalement en Italie. Brochure in-8. Ad. Delahaye. Paris, 1878.

Je crois avoir démontré que les mêmes causes engendrent, des deux côtés des Alpes, les mêmes effets, et qu'il devient par conséquent nécessaire, indispensable même, d'appeler à l'aide des médecins de ces deux grandes contrées, la France et l'Italie, la série des agents hygiéniques et thérapeutiques, seuls susceptibles d'attaquer de front le mal, et de le combattre avec autant d'énergie que d'efficacité.

Aujourd'hui, pour satisfaire aux désirs de l'honorable Secrétariat de la Société française d'hygiène, je me propose d'étudier un second chapitre particulier, l'ANÉMIE EN ESPAGNE ET EN PORTUGAL, en mettant à profit les notes et renseignements transmis à la Société par deux de ses membres associés étrangers les plus distingués, le Dr Raphael Rodriguez Mendez (de Barcelone), et le Dr de Torrès (de Cadix).

L'intéressante communication du premier visait l'étude de l'anémie dans les provinces du Nord de l'Espagne ; celle du second se rapportait plus spécialement à l'Andalousie.

L'une et l'autre sont de nature à compléter utilement les documents que j'ai recueillis personnellement, et à fixer l'esprit des médecins français sur les analogies, les similitudes et les dissemblances qui existent sous ce rapport en deçà et au delà des Pyrénées.

Ce travail sera naturellement divisé en quatre chapitres. Le premier, le plus étendu et le plus important, au point de vue spécial où je me suis placé, étudiera les causes générales et particulières qui produisent l'anémie en Espagne.

Le deuxième sera consacré à la thérapeutique communément adoptée dans le pays.

Le troisième chapitre résumera les conclusions qui se dégagent des deux premiers, en indiquant les données principales d'une prophylaxie sociale en rapport avec la nature et l'intensité de l'affection.

Dans un IV° chapitre, j'énumérerai quelques-unes des principales conditions de l'anémie en Portugal.

CHAPITRE I.

Étiologie.

Au début même de cette étude, il importe de reconnaître qu'en réalité l'anémie, dans la Péninsule Ibérique, ne constitue pas une maladie endémique. Bien que l'affection soit assez généralisée, elle acquiert rarement des proportions alarmantes, par la raison que les causes qui l'engendrent ne sont ni permanentes, ni fixes, et qu'elles rentrent dans la catégorie des causes facilement évitables (tombant sous l'action de la médecine préventive et prophylactique).

Toutefois, les mauvaises conditions hygiéniques inhérentes à la paresse, à l'ignorance et à la misère, provoquent son développement dans presque toutes les régions du territoire espagnol, et font en sorte, que son étiologie est d'autant plus complexe, qu'elle ne reconnaît dans la plupart des cas aucune cause vraiment caractéristique et dominante.

Les seules causes qui peuvent, jusqu'à un certain point, revêtir ce caractère de généralisation, sont d'une part la sobriété proverbiale de la grande majorité des habitants ; de l'autre la prédominance chez eux d'un tempérament nerveux, qui, par sa fréquence, atteint souvent les limites de véritables conditions pathologiques.

Chose singulière, cette étiologie spéciale, sobriété et tempérament nerveux s'élevant jusqu'au nervosisme, détermine, dans l'organisme souffrant, une certaine tolérance pour la douleur, une résistance particulière contre les graves désordres de la santé.

Il n'est pas rare, en effet, de rencontrer des sujets restant anémiques de la naissance à la mort, vivant passablement bien, pendant que l'affection se maintient stationnaire sans répercussion sur les fonctions générales.

C'est un état de vraie *misère physiologique* qui dure longtemps sans jamais réclamer l'intervention de la thérapeutique.

Au surplus, la bénignité d'un climat qui rentre dans la catégorie des climats *toniques*, ne favorise jamais l'explosion et l'exagération des phénomènes morbides qui sont sous la dépendance des faits étiologiques ci-dessus énoncés.

Ces prémisses clairement établies, passons en revue chaque groupe de causes efficientes :

§ 1. MAUVAISE ALIMENTATION.

En Espagne, l'on use et l'on abuse du régime végétal. D'ordinaire la consommation de la viande n'entre pas dans les habitudes de la population, et au milieu des villages un peu parsemés, l'on n'abat ni bestiaux ni volailles pour les expédier sur le marché voisin. Même dans les grandes cités, les classes laborieuses et les classes peu aisées ne mangent des aliments de nature animale qu'avec beaucoup de parcimonie, exceptionnellement et seulement à l'époque de certains jours de fête.

Ce qu'il y a de plus fâcheux, c'est qu'à l'absence des substances nutritives animales, vient s'ajouter la mauvaise préparation des substances végétales qu'on emploie.

La Catalogne consomme beaucoup de plantes et d'herbes potagères ;

L'Andalousie, une quantité considérable de fruits, et pendant les mois d'été le classique *Gaznacho* (1).

---

(1) Il se compose d'une certaine quantité de petits morceaux de pain, trempant dans beaucoup d'eau fraîche, que l'on relève au moyen de sel, de vinaigre, d'huile, d'oignons, de tomates, etc., etc.

L'ancien Royaume de Valence, des légumes frais et du riz en abondance.

Dans les deux Castilles (vieille et nouvelle), l'alimentation à la mode se trouve représentée par les légumes de toute sorte et les céréales.

A peu de différence près, les choses se passent de même dans le nord de la Péninsule.

Pour un grand nombre de familles, le repas consiste dans un morceau de pain accompagné d'une tomate ou d'un piment.

A l'époque des chaleurs l'alimentation des classes prolétaires est essentiellement frugale ; dans certaines localités les pauvres courent à la maraude à travers les champs, vivant de pain et de fruits; les petits propriétaires se transportent, au cours de l'été, dans leurs immeubles ruraux, et il n'est pas rare de les voir s'installer au pied d'un arbre pour se nourrir de pain plus ou moins frais et des fruits, des légumes, du maïs frais, que la terre produit à ce moment.

Beaucoup de personnes, les femmes surtout, observent le jeûne, les vigiles des grandes solennités religieuses, et n'hésitent pas à s'imposer, pendant tout le temps du Carême, les privations que prescrit l'Eglise. Il est facile de comprendre que pendant cette abstinence, plus ou moins complète, la proportion des matériaux nutritifs ingérés est des plus minimes.

Dans les grandes capitales, Barcelone par exemple, la sophistication des aliments se pratique sur une vaste échelle; toutefois, ces altérations de la substance vendue portent plus sur la diminution des principes alibiles que sur l'addition de produits étrangers ou nuisibles.

Les établissements de Bienfaisance, les hospices, les maisons d'enfants trouvés, etc , ne donnaient pas, jusqu'ici, à leurs pensionnaires, la ration que réclame une bonne hygiène, mais depuis ces dernières années, d'importantes réformes y ont été introduites à cet égard.

Dans les casernements et dans les prisons, l'alimentation journalière laisse autant à désirer que les conditions de salubrité.

C'est en Andalousie que l'abus des boissons alcooliques (qui conduit à la gastralgie) est le plus fréquent.

En Catalogne, les vins et les liqueurs ne figurent sur la table qu'au moment des repas.

Toutes les provinces du Nord boivent beaucoup de cidre.

Je dois faire observer que, d'ordinaire, le vin est coupé d'eau et que les vignobles sont cultivés sur des terrains riches en minerais ferrugineux.

Cette abondance de fer, aussi bien dans la partie argileuse du sol que dans la terre végétale elle-même, peut donner la raison du peu de gravité de l'anémie pour la majorité des cas, alors même qu'il y a pénurie complète de viandes de toute nature (rouges ou blanches).

Par contre, dans les services hospitaliers, l'anémie fait constamment son apparition au moment de la convalescence, et ce résultat est dû en grande partie au manque d'alimentation réconfortante.

§ 2. L'ABUS DES SAIGNÉES.

La génération médicale qui s'éteint, de jour en jour, est encore imbue des principes de la doctrine de Broussais, mais fort heureusement les médecins modernes ont mis un frein aux exploits du *professeur phlébotomiste*.

La thérapeutique de notre illustre compatriote s'était enracinée si profondément dans l'opinion publique, que même des gens intelligents se faisaient saigner au commencement du printemps pour éviter les maladies (*para no ponerse malos*).

Les habitants des côtes maritimes du Sud, dès qu'ils prenaient le lit, mandaient le phlébotomiste avant de prévenir le médecin. On rencontre assez fréquemment en Andalousie des personnes qui, pendant leur existence, comptent plusieurs douzaines de saignées.

Les colons espagnols qui vivent en Algérie avaient voulu, dès les premiers jours de la conquête, conserver ces habitudes de saignées périodiques ; mais l'intervention de nos médecins militaires n'a pas tardé à faire prévaloir parmi eux un *modus vivendi* plus en rapport avec les conditions climatériques du pays. L'absence de phlébotomistes patentés et de barbiers en renom a de même contribué grandement à faire disparaître ces déplorables préjugés.

§ 3. L'IMPALUDISME.

Personne n'ignore actuellement que l'impaludisme est l'une des causes les plus efficientes, les plus permanentes et les plus fréquentes de l'anémie. Si sur toute l'étendue de la Péninsule Ibérique, on a tenté de louables efforts pour prévenir et combattre ses funestes effets, il n'en reste pas moins beaucoup à faire pour déraciner entièrement ce fléau spécial.

Sans vouloir énumérer ici les arguments que j'ai invoqués dans mon précédent travail, pour établir, scientifiquement, la possibilité de la faire disparaître par un ensemble bien ordonné de travaux publics et de mesures d'assainissement, je me bornerai à rappeler que les émanations et les miasmes palustres ne résistent pas à l'action intelligente et persévérante de l'homme.

Parmi les moyens que la science hydraulique a mis à sa disposition, figurent en première ligne les *colmates*, les canalisations, les drainages, les reboisements d'Eucalyptus.

A toutes les périodes de ces luttes gigantesques, doivent

être mis en œuvre les sages préceptes de l'hygiène et de la prophylaxie individuelles.

En général, les côtes orientales et méridionales de l'Espagne présentent un nombre assez considérable de foyers de méphitisme palustre.

Les uns sont permanents : comme les masses d'eau stagnantes mi-parties douces, mi-parties salées et qui se forment le long des baies, caps et presqu'îles qui s'avancent vers la mer. Exemples : marais et lagunes d'Albuféra, de Valence, d'Alicante, de Guardias-Vieijas (Almeira), d'Albuféra, de Adra ; comme les marais qui se développent aux embouchures des fleuves et des cours d'eau leurs deltas, (le Llobregat, à Barcelone ; l'Èbre, entre la Catalogne et Valence ; le Guadalquivir, en Andalousie ; le Rio-Grande, près de Motril.)

Le manque de canalisations convenables, le déboisement sur les sommets des montagnes, les pluies torrentielles, les orages si fréquents aux équinoxes de printemps et d'automne, donnent lieu à la formation de marais le long des rigoles d'irrigation, au moment où survient l'inondation. L'on pourrait citer comme exemples les fleuves cités plus haut, mais surtout le Llobregat (province de Barcelone), qui répand l'épouvante de l'impaludisme au milieu des populations riveraines, et le Guadalquivir dont les débordements sont fréquents pendant son parcours dans les environs de Séville et de Cadix.

Sur d'autres rivières intérieures, aux larges bords peu encaissés, et avec une pente très-minime, les mêmes causes produisent des effets analogues.

Je citerai le Tage, cours d'eau d'une certaine importance, et le Manzanarès, qui traverse Madrid avec une lenteur désespérante ; aussi au Pardo (palais royal), la fièvre intermittente y règne-t-elle épidémiquement.

Sur les rivières du centre de la Péninsule, la stagnation

des eaux est rare sur les hauts plateaux, mais elle augmente sans cesse à mesure que l'on se rapproche des côtes.

Je dois une mention spéciale à la rivière célèbre, la Guadiana, dont les eaux assez abondantes disparaissent, à un moment donné, pour faire place à un étang formidable. Après un parcours souterrain de 22 kilomètres, la Guadiana surgit à la surface du sol au milieu d'un marais où se retrouvent la faune et la flore ordinaires des contrées palustres (1) ; à peu de distance s'étendent les lagunes de Ruidera, reliées entre elles par des canaux naturels sujets à débordements.

Notons enfin les ruisseaux d'eau à demi-salée qui sourdent dans les parties basses de l'Andalousie méridionale.

Passons à un autre ordre de faits.

L'abondance des régions riches en végétation au milieu de vallées parfaitement irriguées, occasionne de même, sur plusieurs points très-féconds de la Péninsule Ibérique, des foyers de miasmes palustres. On les retrouve à Ampurdan (Catalogne), à Llobregat (Barcelone), dans les célèbres et riches vallons de Valence, de Murcie, de Grenade, dans les vallons moins importants de Carthagène, d'Almeira, d'Adra, de Motril, etc. La culture du riz se pratique dans la Catalogne, surtout dans l'ancien Royaume de Valence.

Il ne me paraît pas nécessaire d'insister beaucoup sur les phénomènes morbides (fièvres, engorgements spléniques, appauvrissement du sang) auxquels sont sujets les gens de la campagne qui se livrent à cette exploitation, aussi bien dans les Indes que dans les plaines de la Lom-

---

(1) La Guadiana, rivière d'Espagne et de Portugal, naît, en Espagne, dans la Sierra d'Alcaraz, sort des marais de Ruidera (Manche), disparaît près d'Alcazar, et coule sous terre pendant 22 kilomètres ; reparaît au lieu dit Ojos (yeux) de la Guadiana, et coule à l'O. entre les chaînes Lusitanique et Marianique. (Dict^re de Bouillet.)

bardie : la stagnation indispensable d'énormes masses d'eau, et la nécessité de commencer les travaux avant le lever du soleil, pour les continuer jusqu'au coucher de l'astre radieux, sont autant de causes productrices d'émanations délétères.

Sans doute une bonne prophylaxie individuelle, une nourriture substantielle, l'usage du vin, des habitations saines à la fin de la journée, constituent des éléments efficaces de prévention du mal, mais ces conditions même ne sont-elles pas d'une réalisation hypothétique pour la grande majorité des populations agricoles? A côté de la culture du riz vient se placer, sur les côtes d'Almeira et de Grenade, celle de la canne à sucre qui exige de fréquents arrosements.

La macération de l'alisier du Japon, qui s'exécute sur une assez grande échelle dans les régions orientales et méridionales de l'Espagne, demande des étangs d'eau douce, peu renouvelée, et des ruissaux à courants très-modérés.

Le sparte ou jonc d'Espagne, très-abondant sur les flancs des montagnes, doit subir des procédés de macération qui ne diffèrent pas des précédents.

Les rivages marins qui avoisinent les ports de Santander, de Cadix, de Barcelone et de Carthagène, ne sont pas exempts d'émanations miasmatiques, en raison du mélange des eaux douces avec les eaux de la mer.

Une dernière cause d'insalubrité réside dans les salines installées, en nombre très-considérable, sur toute la longueur des rivages méditerranéens.

Le sel est recueilli, par évaporation, dans d'énormes flaques d'eau, naturelles ou artificielles, et c'est pendant cette évaporation que se produisent des miasmes malsains.

De tout ce qui précède nous tirerons cette conclusion, que la fièvre intermittente palustre trouve en Espagne de nombreuses et fréquentes occasions de manifestations immédiates ou successives.

Quant à la *malaria urbana*, elle reste le privilége des grandes agglomérations et des villes populeuses.

La définition pittoresque du Pr F. Coletti, de Padoue, est aussi vraie pour l'Espagne que pour la France et pour l'Italie.

« L'amoncellement des êtres vivants (hommes ou animaux) dans l'enceinte étroite et renfermée des villes, engendre cette *malaria urbana*, moins meurtrière d'abord que la *malaria palustre*, mais qui s'infiltre plus intimement dans les fibres de la population, et lentement la mine et la détériore, car ce que l'on appelle la *malaria urbana* ne doit pas être considéré, comme un synonyme d'atmosphère viciée, mais bien comme une formule comprenant toutes les conditions anti-hygiéniques d'une ville. »

§ 4. Professions.

Ce que je viens de dire des différentes cultures particulières à la Péninsule Ibérique me dispense d'entrer dans des détails plus circonstanciés au sujet des inconvénients inséparables de la profession agricole.

Rien de plus favorable à la production des manifestations de l'anémie, à ses divers degrés, que ces conditions topographiques d'impaludisme constant, que ces conditions individuelles d'alimentation médiocre, de travaux nocturnes exagérés, de séjour permanent dans les champs, de vêtements parfois insuffisants.

Mais la profession où domine, avec le plus d'intensité et de fréquence, la maladie, c'est incontestablement celle qui a pour but l'exploitation des mines de plomb et de mercure. Ces exploitations pourraient faire la fortune de ces contrées, si elles étaient conduites d'une manière moins primitive, et avec les procédés qu'indiquent les progrès de la Science moderne.

Dans l'étude de l'hygiène professionnelle, il faut d'autant plus tenir compte des procédés mécaniques et industriels employés, que des modifications de traitement d'extraction et de manipulation des matières premières dangereuses suffisent, parfois, à rendre salubres les professions réputées, avec raison, comme très-nocives.

Les exploitations minières les plus considérables sont celles des mines de plomb de Linarès (1) et des mines de mercure d'Almaden.

Rien de mieux établi dans la pathologie moderne, que les symptômes caractéristiques et variés de l'intoxication saturnine ; au milieu des accidents de tout genre qui frappent les fonctions de nutrition et les fonctions d'innervation, domine un appauvrissement du sang, une chloro–anémie particulière, qui mine l'organisme lentement mais sûrement.

La moindre particule de préparation de plomb ingérée par la voie des aliments ou des boissons, alors qu'elle reste pendant quelque temps en contact avec les tissus, manifeste son action successive par des troubles caractéristiques qui réclament une médication énergique et persévérante.

Personne n'ignore que les émanations mercurielles sont excessivement dangereuses pour les ouvriers qui respirent un air imprégné de ces particules hydrargiriques ; l'absorption du mercure détermine chez eux des ulcérations de la bouche avec vacillation des dents, des douleurs articulaires et des tremblements nerveux.

(1) Les mines de Linarès (province de Jaen), qui contiennent du sulfure de plomb et de cuivre, sont exploitées par l'Etat depuis près de deux siècles. Elles donnent des produits considérables et fort estimés.

L'intoxication mercurielle se manifeste surtout dans les mines de mercure. Les ouvriers qui arrivent aux mines d'Almaden (1) éprouvent très-rapidement les symptômes suivants : fatigue très-grande, courbature aux membres, dyspnée assez intense, malaise dans la région épigastrique, forte propension au sommeil, mouvement fébrile quelquefois passager.

La continuité du travail dans un air imprégné de vapeurs mercurielles produit bientôt des symptômes plus graves : la stomatite qui détermine la perte des dents et par suite la nécrose même du maxillaire inférieur; le tremblement mercuriel accompagné de phénomènes convulsifs et de douleurs vives.

Dans le but de procurer aux ouvriers un travail à l'air libre, pouvant servir de contre-poison à l'absorption mercurielle, le Gouvernement avait concédé aux habitants des deux localités d'Almaden et d'Almadenejos, un territoire assez étendu appartenant autrefois à l'ordre de Calatrava, mais comme cette exploitation agricole ne donnait pas de résultats pécuniaires assez considérables, elle a été excessivement négligée.

La méthode de réduction des minerais de mercure, employée à Almaden, est toujours celle inaugurée depuis 1646 par Bustamente. Bonne et pratique au point de vue industriel, elle a le grave inconvénient, au point de vue hygiénique, de laisser dégager dans l'atmosphère des quantités considérables de vapeurs mercurielles.

M. Berrens, chimiste français résidant à Barcelone, a inventé récemment une méthode de réduction des minerais de mercure, qui préserverait les ouvriers de toute ab-

---

(1) Almaden est situé dans la Sierra Morena ; le précieux métal s y trouve sous diverses formes, quelquefois à l'état de mercure natif, mais surtout de cinabre ou sulfure de mercure.

sorption de vapeurs métalliques, et qui réaliserait ainsi un progrès réel au point de vue de la santé des mineurs.

Quoi qu'il en soit, à Linarès comme à Almaden, dans les extractions minières comme dans les exploitations agricoles, l'ouvrier espagnol *travaille beaucoup et gagne peu*, et bien qu'en général il n'ait pas d'habitudes de dissipation ou d'ivrognerie, cette modicité de salaire ne lui permet pas de subvenir aux premières nécessités impérieuses de l'existence.

Si, à ces fâcheuses conditions, l'on ajoute celles qui dérivent des vicissitudes atmosphériques et de la topographie, de la négligence la plus complète des préceptes de l'hygiène, l'on se persuadera qu'il y a chez lui un fonds de vigueur et de résistance organique considérables, pour pouvoir se maintenir dans un état de santé relativement satisfaisant.

§ 5. AGENTS EXTÉRIEURS.

L'influence fâcheuse de cet ordre de causes se résume dans les mauvaises conditions climatologiques et météorologiques exposées plus haut.

L'humidité excessive qui domine dans certaines régions diminue la résistance de l'organisme, parce qu'elle s'oppose à l'évaporation de la sueur, parce qu'elle émousse l'appétit en rendant les digestions paresseuses, en débilitant le système musculaire.

Lorsque le froid vient se joindre à l'humidité, le trouble et l'irrégularité des actes de la vie organique sont plus accentués.

Comme l'écrit Michel Lévy : « l'action combinée du froid et de l'humidité est essentiellement perturbatrice de l'ordre naturel des mouvements organiques, et quand elle sévit d'une manière habituelle, comme il arrive dans cer-

2

taines localités, elle finit par altérer l'hématose et la complexion des tissus. »

L'humidité chaude ou froide se manifeste principalement dans les habitations très-mal aménagées, à ras du sol ou au sous-sol, privées d'air et souvent de lumière. L'Andalousie surtout offre de nombreux spécimens de ces maisons genre mauresque, qui vous mettent parfaitement à l'abri des ardeurs d'un soleil ardent, mais qui placent les habitants au milieu d'une atmosphère humide, peut renouvelée, et partant, toujours imprégnée des émanations malsaines de toute sorte et de toute origine.

§ 6. Etats pathologiques.

Les états morbides les plus fréquents et les plus accentués pouvant constituer des causes immédiates de l'anémie doivent être, de toute nécessité, produits et maintenus d'un côté par l'impaludisme avec toutes ses manifestations, de l'autre par l'exploitation des minerais dangereux de plomb et de mercure.

Les phénomènes prédominants se groupent dans la série des troubles gastriques et gastro-entériques, avec engorgements spléniques successifs.

La fièvre typhoïde sous ces deux formes, exanthématique (pétéchies) et intestinale (altération des glandes de Peyer), ne revêt jamais la marche épidémique.

Le traitement employé pour la combattre varie beaucoup dans le Nord et dans le Sud de la Péninsule, selon les idées médicales des praticiens.

Pendant que la jeune génération met en œuvre les précieuses ressources de la médication tonique et réfrigérante, qui rend les convalescences moins longues, les vieux médecins, qui subissent encore la tyrannie de la doctrine

Broussaisienne, n'hésitent jamais à préconiser la diète et la saignée.

Lorsque le malade résiste à la maladie, sa convalescence traîne en longueur, et le rend longtemps inutile à lui-même et à ses semblables.

Les affections chroniques de l'utérus, les lésions primitives ou consécutives qui se relient à ces fonctions, constituent des causes multiples et permanentes d'anémie.

En premier lieu se place la fonction physiologique de la menstruation; viennent ensuite les conditions exceptionnelles qui favorisent la fécondité, ou provoquent la stérilité.

En Espagne, comme dans toutes les contrées méridionales de l'Europe, l'apparition des règles chez les jeunes filles se fait généralement entre la douzième et la quatorzième année; mais, circonstance très-digne d'attention, pendant que la mère de famille se préoccupe assez peu de l'hygiène et de la santé générale de ses enfants, elle apporte un soin minutieux à la surveillance de cette fonction intéressante de la menstruation.

Une expérience, transmise de génération en génération, semble leur avoir appris que de la normalité ou de l'irrégularité de cette fonction, dépendront des conséquences aussi importantes pour la femme elle-même que pour les enfants qu'elle procréera plus tard, que pour la société, qui a besoin d'hommes forts et robustes.

Par cela même que, dans tous les rangs de la population prédomine le tempérament nerveux, par cela même qu'il s'établit chez tous, au moment de la puberté, une impressionnabilité exagérée, il devient de la plus grande importance : 1° d'éviter les causes de cessation brusque de la fonction cataméniale; 2° de maintenir sans cesse le sang dans un état de plasticité et de globulisation normales.

Parmi les formes les plus tenaces de cette chloro-anémie spéciale, il faut noter celle que les médecins appellent *opilacion*, engorgement qui se montre parfois rebelle à la médication la plus rationnelle. A sa production concourent, du reste, des causes psychiques d'autant plus actives que les jeunes filles sont célibataires.

Parmi les causes qui, d'ordinaire, amènent la perturbation du flux menstruel, je dois rappeler l'habitude qu'ont les Espagnoles de laisser à nu, et exposées aux intempéries des saisons, les extrémités des membres inférieurs, et l'habitude, non moins invétérée, de laver à grande eau les diverses pièces de leurs habitations.

CHAPITRE II.

Traitement général.

Ce chapitre se subdivise nécessairement en deux paragraphes. Le premier fera connaître les éléments de la médication généralement mise en pratique pour combattre l'anémie. Le deuxième contiendra l'énumération des préceptes employés chez nous pour prévenir les manifestations de la maladie, et qu'il serait sage d'appliquer en grande partie au delà des Pyrénées.

§ I. Résumons d'abord en quelques mots l'étiologie, telle qu'elle a été établie dans le chapitre précédent.

1° L'anémie produite par une alimentation insuffisante ou de mauvaise qualité, par des saignées directes intempestives, est assez généralisée dans toutes les provinces de la Péninsule, sans atteindre pourtant à un état permanent de morbidité.

2° L'anémie consécutive à l'action de l'impaludisme dans la série longue et variée de ses manifestations morbides, s'observe moins souvent (parce qu'elle est inhérente à certaines localités); mais, par contre, elle est plus intense, plus accentuée.

3° L'anémie, qui est l'apanage des ouvriers des mines de plomb et de mercure, se présente sans cesse avec des symptômes caractéristiques de fixité et de gravité.

4° L'anémie qui dépend d'une perturbation de la fonction cataméniale, principalement chez les jeunes personnes non mariées, est sans contredit la plus rebelle de toutes les formes de ce genre. On peut affirmer sans crainte qu'elle constitue une maladie propre à toute la nation espagnole.

De ces prémisses nettement déterminées doit découler une thérapeutique raisonnée.

Le peu d'intensité de l'anémie dans la généralité des cas, la facilité de son diagnostic, la simplicité et l'efficacité des moyens thérapeutiques qu'elle réclame, font en sorte que le plus souvent on se passe de tout concours du praticien.

Le jeune homme souffreteux, ou la jeune fille chlorotique, se traitent eux-mêmes par les ferrugineux. Les préparations le plus communément employées à cet effet sont la limaille de fer, les pilules et les paquets que prépare le pharmacien, en ajoutant le plus souvent une substance éménagogue à la formule qu'il considère comme son *secret*.

Les sirops de quinquina ferrugineux sont très-répandus et très à la mode. La facilité de se procurer dans les principaux ports de l'Espagne des écorces de quinquina d'excellente qualité, explique la possibilité d'avoir cet agent thérapeutique dans de bonnes conditions de préparation pharmaceutique.

Viennent ensuite les eaux ferrugineuses artificielles et naturelles.

Les premières s'obtiennent soit en jetant dans de l'eau

une certaine quantité de limaille de fer, des clous, des clefs ou tout autre ustensile en fer, soit en plongeant dans une terrine d'eau limpide une barre de fer quelconque rougie à blanc.

Cette eau artificielle est consommée à petites doses, comme boisson commune.

Les eaux ferrugineuses naturelles sont très-abondantes dans toutes les provinces de la Péninsule. Le nombre considérable de mines de fer, en état d'exploitation, prouve assez la nature géologique des terrains, qui tous contiennent des proportions assez élevées de minerais ferrugineux. Dans une même vallée, sur les points cultivés comme sur les parties encore en friche, en creusant le sol à quelques mètres de profondeur, on voit filtrer des quantités, plus ou moins considérables, d'eaux ferrées qui restent ainsi à la disposition de tous les habitants riches, aisés ou pauvres.

Le principe minéralisateur dominant, c'est le bicarbonate de fer, avec excès d'acide carbonique et association parfois d'éléments arsenicaux.

Les médecins espagnols ont une confiance très-grande dans l'usage des eaux minérales martiales, qu'ils font prendre, à la source, dans les établissements spéciaux, ou qu'ils administrent à domicile, en les associant aux préparations de quinquinas.

Pour les cas d'anémie rebelle, liés à des complications palustres ou à des engorgements glandulaires, ils donnent la préférence dans les premiers cas aux ferrugineux associés au sulfate de quinine; dans les seconds, aux divers sirops d'iodure de fer, et aux pilules et poudres dans lesquels le fer est uni en quantité déterminée au manganèse.

Quand il s'agit de combattre l'inappétence et les gastralgies atoniques, la médication martiale est complétée par l'usage journalier des amers, du vin et parfois de la bière brune.

Autant que faire se peut, l'alimentation est substantielle, tonique, et réconfortante.

Les diverses pratiques de l'hydrothérapie, depuis le bain simple jusqu'au bain de pluie, jusqu'à la douche directe, sont très-peu usitées.

Les bains de rivière et les bains de mer ne trouvent pas non plus, jusqu'ici, de partisans bien enthousiastes.

La gymnastique, dans ses diverses applications ou méthodes, n'est possible que dans les grandes capitales. Elle est, du reste, dans l'enfance de l'art.

La vie en plein champ, le changement d'air, l'habitation dans des contrées salubres et agrestes, à des élévations atmosphériques plus ou moins grandes, ne sont pas encore entrées dans les habitudes de la grande majorité des classes aisées.

Je dois signaler, en terminant, quelques tentatives thérapeutiques faites dans les cas d'anémie graves et rebelles (aglobulie et hypoglobulie accentuées) au moyen de la transfusion du sang et des injections intra-veineuses de lait de vache. Cette médication exige des recherches et des études cliniques complémentaires.

§ 2. — Les préceptes hygiéniques, prophylactiques et thérapeutiques, que j'ai cru devoir préconiser dans mon travail précédent, pour combattre les diverses formes d'anémie, étaient nécessairement le résultat logique des données étiologiques et des modalités symptomatologiques admises actuellement par la grande majorité des médecins français.

Pour ce qui concerne l'anémie palustre, je rappellerai en quelques mots la théorie qui m'a paru la plus logique.

Dans la production du miasme palustre, je fais jouer un grand rôle : 1º aux conditions telluriques avec le Dr Burdel; 2° aux conditions atmosphériques avec le Dr de Pietra Santa.

J'admets que, sous l'influence de la sécheresse, les terrains de toute nature n'émettent aucune exhalaison nuisible, mais que, dès qu'ils ont été détrempés par la pluie, la fermentation humide s'engendre dans les couches superficielles et, le miasme produit, se disperse à la surface pour imprégner de funestes effluves l'atmosphère ambiante.

Même en regardant l'existence du miasme comme incontestable, il faut reconnaître qu'il n'entre en action qu'en présence de conditions météorologiques particulières (variations brusques de la température, défaut d'équilibre qui s'établit dans l'atmosphère, au coucher du soleil ou au lever de l'aurore, humidité de l'air due à une quantité exagérée de vapeur d'eau).

Cette manière de voir conduit à des préceptes généraux de prévention, employés avec succès dans la Sologne et en Algérie, et qui seront très-facilement applicables en Espagne. Je les résume en quelques mots : alimentation substantielle et usage de vin, habillements chauds et vêtements de laine, précautions à prendre pour ne gagner les champs qu'après le lever du soleil en quittant les travaux au moment de son coucher.

Parmi les moyens de traitement curatif, une fois que l'anémie sera nettement caractérisée, il ne faut pas négliger le changement d'air (1), le séjour dans des collines boisées, aux émanations aromatiques ; l'influence de l'atmosphère maritime ; la gymnastique raisonnée qui facilite l'élasticité musculaire et les fonctions de transpiration de la peau ; l'hydrothérapie qui, dans ses applications régu-

---

(1) « De tous les modificateurs dont l'homme puisse observer les effets, le climat est sans contredit le plus puissant. » (Dr Rochoux.)

lières, provoque dans l'organisme des réactions salutaires et profondes ; les eaux minérales et, en particulier, les eaux martiales et les eaux ferro-arsenicales ; enfin, les nombreuses préparations ferrugineuses, en ne perdant jamais de vue que les plus actives, les plus efficaces sont celles qui présentent les meilleures conditions de solubilité et d'assimilation prompte (1).

L'anémie des mineurs (mines de plomb et mines de mercure) mérite d'appeler toute l'attention des médecins et toute la sollicitude des propriétaires.

Les moyens les plus efficaces consisteront indubitablement: 1° dans les modifications industrielles apportées à l'extraction et au traitement des minerais (et l'on a réalisé déjà sous ce rapport d'importants progrès).

2° Dans la division du travail, de manière à alterner les occupations de la mine avec celle des champs ; dans la réduction des heures de travail, de manière à laisser la respiration s'effectuer un temps plus long dans des conditions d'air salubre et renouvelé.

3° Dans la pratique constante des préceptes de l'hygiène individuelle: bains de propreté, alimentation réconfortante.

Sous ce rapport, les Espagnols trouveraient des enseignements utiles dans l'exploitation des mines de soufre de la Sicile.

Dans les centres miniers, non loin des puits, sont installés des bains, des cantines, des écoles, des officines de pharmacie, des cabinets de médecins, de manière à main-

---

(1) « Le fer, ai-je dit précédemment, étant le modificateur le plus puissant de l'hématose, parce qu'il augmente le nombre des globules rouges, la propriété essentielle des ferrugineux doit être de contribuer d'une manière efficace à la reconstitution des globules rouges, par conséquent à activer d'une manière secondaire les phénomènes de nutrition, en stimulant les agents directs des oxydations organiques. »

tenir, toujours présente à l'esprit de tous, la préoccupation constante pour l'amélioration physique et intellectuelle de l'ouvrier.

C'est moins à l'Etat qu'à l'initiative individuelle, et des capitalistes qui exploitent les mines, et des chefs des Municipalités sur lesquelles les exploitations sont établies, que doivent s'adresser ces conseils inspirés par une connaissance exacte de la situation actuelle et de ce qu'elle pourrait devenir !

Le même genre de considérations peut s'appliquer à la prévention de l'anémie particulière aux jeunes filles non mariées. C'est encore dans l'ordre des remèdes intellectuels et moraux, qu'il faudra chercher des agents de médication efficace, en les associant dans une juste mesure aux agents pharmaceutiques et aux modificateurs généraux qui ont été signalés plus haut.

CHAPITRE III.

Conclusions. — Prophylaxie sociale.

En France, notre époque a pu être dénommée, avec raison, l'époque de l'anémie et du lymphatisme, parce que ces deux états morbides se relient directement aux conditions de notre existence sociale, de notre civilisation moderne.

En Espagne, nous venons de voir que trois causes funestes, la misère, l'ignorance, la paresse, président aujourd'hui à l'existence journalière de ce peuple qui a joué cependant un grand rôle dans l'histoire de la Civilisation.

Pour combattre ces conditions déplorables, incompatibles avec tout progrès, il faut faire intervenir de toute nécessité, des remèdes d'ordre intellectuel et moral qu'il est de mon devoir de signaler, mais dont le développement ne rentre pas directement dans le cadre de ces études.

Ces remèdes, ce sont l'instruction à tous ses degrés ; la guerre à outrance contre les superstitions et les préjugés de la routine ; le développement plus scientifique de l'industrie ; l'extension des grands travaux d'assainissement et de salubrité ; la vulgarisation des Sociétés de secours mutuels et des Sociétés savantes, avec un programme bien déterminé d'études hygiéniques pratiques.

Le succès que l'Espagne a obtenu à l'Exposition internationale de 1878, a prouvé à l'évidence tout ce qu'il reste encore de vitalité dans ces intéressantes populations ; elle démontre, de même, toutes les richesses d'un sol privilégié au point de vue des productions de l'agriculture, au point de vue des mines qu'elle possède dans son sein.

Ces richesses, inhérentes à ces magnifiques provinces, sont réelles, permanentes ; elles ne subissent pas les oscillations de la politique ou de la mode, et pour les obtenir et les féconder, il n'est plus besoin des Galions qui, après avoir traversé les mers, revenaient chargés d'or et d'argent, métaux précieux dissipés avec d'autant plus de facilité, que leur possession avait coûté moins de fatigues physiques et moins d'efforts d'intelligence.

CHAPITRE IV.

L'Anémie en Portugal.

Le rôle prépondérant que j'ai assigné aux causes telluriques et aux causes sociales dans la production de l'anémie en Espagne, m'oblige à donner en commençant ce chapitre quelques détails précis sur ce qui se passe en Portugal.

Cette contrée (Lusitanie des Romains), située à l'extrémité occidentale et méridionale de l'Europe, fait partie de la péninsule hispanique, tout en conservant quelques caractères particuliers.

Son climat est doux et agréable, et la neige ne paraît que rarement sur les hauts plateaux.

Les productions du sol sont représentées par des vins délicieux, des huiles de première qualité, des grenades, des oranges, des figues en grande abondance. Ces produits sont exportés à l'étranger et surtout en Angleterre et au Brésil, donnant lieu à un mouvement de commerce d'exportation très-lucratif.

L'industrie proprement dite est très-limitée, parce que le pays manque de matières premières, à l'exception du fer qui est extrait des mines de l'Estramadure.

Il résulte de là que les populations, en général, sont moins malheureuses, qu'elles se nourrissent mieux, qu'elles logent dans des habitations plus confortables. D'autre part, l'instruction et l'éducation sont mieux entendues et plus généralisées. Lors de la fondation de l'Université de Coïmbre, le roi Jean III s'était promis d'élever, sous ce rapport, le Portugal à la hauteur des nations civilisées de l'Europe. Plus instruits, les Portugais subissent moins l'influence du bas clergé.

L'impaludisme exerce sur une échelle plus limitée ses fâcheux inconvénients sur la santé générale. Les quatre grands fleuves espagnols qui traversent le pays, en se jetant dans l'Océan Atlantique, sont navigables à une certaine hauteur de leur embouchure. Les mouvements de flux et de reflux de l'Océan font disparaître les principales causes de stagnation des eaux, que l'on rencontre sur tout le littoral méditerranéen.

La constatation sommaire de ces faits et de ces circonstances nous amène forcément à reconnaître que l'anémie, dans ces modalités diverses, n'est ni aussi grave ni aussi généralisée qu'elle se présente en Espagne.

La dissémination des six millions d'habitants sur de riches provinces, en dehors de grands centres d'agglomération, n'engendre pas cette anémie par *malaria urbana* que l'on rencontre dans les grandes capitales de l'Europe.

Si la morbidité se maintient dans des limites moyennes, si la mortalité qui en dérive est représentée par un chiffre moyen inférieur, il ne sera pas étonnant d'admettre que les anémies résultant des longues convalescences sont, de même, moins considérables.

Ajoutons de suite que les idées thérapeutiques de Broussais n'ont pas jeté dans l'esprit des générations médicales d'aussi profondes racines, et que le peuple ne professe pas un enthousiasme aussi marqué pour le barbier phlébotomiste.

L'absence d'exploitations de mines de plomb ou de mercure fait disparaître l'étiologie des affections professionnelles qui sont sous leur dépendance directe.

En résumé, les conditions climatologiques cosmo-telluriques, commerciales et sociales du Portugal, sont de nature à conserver ces populations d'intrépides navigateurs, dans un état général de santé plus satisfaisant qu'en Espagne.

Nous retrouvons chez elles les manifestations de l'anémie qui sont inhérentes à l'organisme humain lui-même, mais nous n'y rencontrons pas les causes qui sont sous la dépendance directe de la mauvaise alimentation, de la misère, de l'ignorance, de la profession.

Dans des conditions aussi favorables, le mal résiste avec moins d'énergie, en donnant plus de prise à la médication martiale intelligemment appliquée, soit dans la période de prévention et de prophylaxie, soit dans la période d'action thérapeutique.

TABLE DES MATIÈRES

Paris. — A. PARENT, imp. de la Faculté de Médecine, r. M.-le-Prince, 29-31.

PARIS. — TYPOGRAPHIE A. PARENT

RUE MONSIEUR-LE-PRINCE, 29-31.